Ueber die
Versorgung unserer Verwundeten im Felde.

Vortrag,

gehalten

am 11. April 1915 im Saale des Abgeordnetenhauses

von

Dr. W. Körte,
Generalarzt, berathender Chirurg des III. Reservekorps.

Der Ertrag ist zum Besten der Hinterbliebenen des III. Reservekorps bestimmt.

Springer-Verlag Berlin Heidelberg GmbH 1915

ISBN 978-3-662-34181-0   ISBN 978-3-662-34451-4 (eBook)
DOI 10.1007/978-3-662-34451-4

———————————

Alle Rechte vorbehalten.

———————————

Während unsere Heere im Osten und Westen in schwerem Kampfe gegen die grosse Zahl unserer Feinde stehen, herrscht bei allen in der Heimath Gebliebenen das grösste Interesse an dem Ergehen unserer Krieger im Felde und ganz besonders derjenigen, welche für das Vaterland gestritten und gelitten haben. Das Schicksal unserer Verwundeten erregt die allgemeine Theilnahme aller Volksgenossen, es wird kaum eine Familie in unserem Vaterland geben, welche nicht um theure Angehörige in banger Sorge wäre. Mit vollstem Recht hofft, ja fordert man, dass unsern Verwundeten draussen die bestmöglichste Pflege und Erleichterung ihrer Leiden geschaffen werde.

Nun sind in der Heimath manche falsche Vorstellungen verbreitet über das, was im Felde geleistet werden kann; einzelne Härten, welche der grausame Krieg mit sich bringt, werden verallgemeinert, und als Mängel in der Fürsorge beklagt. Aus diesem Grunde erscheint es mir nicht überflüssig, Ihnen an der Hand meiner im Feldzuge gewonnenen persönlichen Erfahrungen ein kurzes Bild davon zu entrollen, wie die Behandlung und Pflege der Verwundeten im Felde sich abspielt. — Erwarten Sie jedoch nicht, dass ich Ihnen blutige Gräuelscenen nach Art der Bilder von Wereschagin entrolle — wir erleben im Kriege des Fürchterlichen und Grausigen übergenug, aber das bleibt besser ungeschildert. Man muss auch bedenken, dass mannigfache Umstände erleichternd und mildernd einwirken, welche die Verwundeten ihr Loos leichter ertragen lassen.

Die Grösse der Zeit, in welcher wir leben, hebt die Menschen allgemein über sich selbst hinaus, und lässt sie Leistungen, Entbehrungen, ja selbst Leiden ertragen bis zu einem Grade, welcher weit über das in gewöhnlichen, ruhigen Zeiten Geleistete und Ertragene hinausgeht. Ja es ist das eine der herrlichsten Erkenntnisse, welche der furchtbare Krieg uns geliefert hat, wie die Begeisterung für ein hohes Ziel die Menschen aller Klassen, bewusst oder unbewusst emporhebt über das gewöhnliche Maass. Die hohe seelische Spannung, unter welcher die Kämpfenden stehen, hilft auch über schwere Momente, ja über körperliche Leiden bis zu einem gewissen Grade hinweg. Die grosse Gemeinschaft, die Kameradschaftlichkeit, in welcher die Soldaten leben, kämpfen und auch leiden, wirkt erleichternd ein. Oft sieht man, wie das hervorragende Beispiel Einzelner, wie im Gefecht, so auch auf dem Verbandplatz und im Lazarett schwächere Seelen mit sich fortreisst.

So erlebte ich es, dass in einem Kriegslazarette ein schwer durch Unterkiefer- und Zungenschuss verwundeter Soldat — er war im bürgerlichen Leben Opernsänger! — obwohl er nur mit Schwierigkeiten sprechen konnte, den ganzen grossen Saal mit Verwundeten aufmunterte und stärkte. Der Brave wurde in gutem Zustande in die Heimath gesandt, und ich will hoffen, dass er im Stande sein wird, später wieder Heldenrollen zu singen, nachdem er sich im Felde als Held bewiesen hatte. —

Ferner brauche ich kaum darauf hinzuweisen, dass ärztlicherseits durch Anwendung **schmerzlindernder Mittel** das Möglichste geschieht, um die Leiden der Einzelnen zu lindern. Die Morphiumspritze und die Anwendung der Narkose bei allen schmerzhaften Eingriffen haben dem Verbandplatz viel von dem Grausen genommen, und haben das Loos der Verwundeten in unermesslicher Weise verbessert.

Freilich darf man die Verhältnisse des Krieges nicht mit denen des Friedens vergleichen. Jeder einzelne Soldat, hoch und niedrig muss im Feldleben Entbehrungen und Abstriche von den Bequemlichkeiten des gewöhnlichen Lebens ertragen, wie sie im Frieden nicht denkbar erscheinen — und es leisten das alle ohne Murren. Das trifft auch die Verwundeten. Wir arbeiten im Felde unter anderen, unvergleichlich viel schwierigeren Verhältnissen, und das hohe Maass von Erleichterungen und Bequemlichkeiten, welche in unsern neuen, gut eingerichteten Krankenhäusern den Kranken und Verletzten in Friedenszeiten allgemein geboten wird, das steht uns draussen in der vorderen Linie nicht zu Gebote. Wohl befällt auch den abgehärteten Friedens-Chirurgen zunächst ein gewisses Grauen, wenn er zum ersten Male sieht, unter welchen schwierigen äusseren Verhältnissen er die Verwundeten verbinden, operiren, lagern und pflegen muss — aber es geht, weil es gehen muss, und weil allerseits der beste Wille vorhanden ist. Der Verwundete sieht, es wird für ihn gesorgt, so gut es nach den Verhältnissen und menschlichen Kräften möglich ist — und der Vorgesetzte, welcher ihn im Kampfe führte, hat und will es nicht besser haben als jeder seiner Untergebenen. So sind Klagen überaus selten, hoch und niedrig, reich und arm, Jünglinge und reife Männer ertragen ihr Loos in gleicher Weise. Erst später, wenn die Heilung sich lange hinzieht, wenn die körperlichen und seelischen Kräfte nachlassen, dann kommt die Schwäche der menschlichen Natur zum Vorschein, es stellt sich Ungeduld und Unzufriedenheit bei Einzelnen wohl ein. Im Ganzen aber kann man nur sagen, dass unsere Krieger sich wie im Kampfe gegen den Feind, so auch im Ertragen von Leiden als Helden bewährt haben, welche auch zu leiden wussten, ohne zu klagen.

Die äusseren Verhältnisse der Verwundeten-Versorgung sind nun sehr verschieden je nach der Art des Kriegsschauplatzes und der kriegerischen Vorgänge. Im Westen, Frankreich und Belgien, finden wir sehr viel reichere Hülfsmittel als in dem viel weniger angebauten Polen, ferner bietet die Fürsorge für die Verwundeten im Bewegungskriege mit schnell folgenden grösseren Zusammenstössen viel mehr Schwierigkeiten als im Stellungskriege. In dem ersteren Falle kann die Versorgung der massenhaft in kurzer Zeit den Verbandplätzen und Feldlazaretten zuströmenden Verwundeten eine fast überwältigende Arbeit darstellen, während im letzteren Falle die Verluste in der Regel nicht so massenhaft und plötzlich erfolgen, und die Massregeln zu ihrer Versorgung und Unterbringung mehr vorbereitet werden können. Die Erfahrungen des Einzelnen richten sich daher nach dem Orte, von wo dieselben stammen. Es sei mir desshalb gestattet, kurz anzugeben, welchen Kriegsvorgängen ich beigewohnt habe mit der Aufgabe, als berathender Chirurg den Aerzten meines Korpsbereiches bei der Behandlung der Verwundeten mit Rath und That zur Hand zu gehen.

Meine Bestimmung führte mich zum III. Reserve-Armeekorps, welches unter der Führung Sr. Excellenz des Generals der Infanterie von Beseler ruhmvollen Antheil an den Kriegsbegebenheiten auf zwei verschiedenen Schauplätzen genommen hat. Dasselbe bestand grösstentheils aus Märkern, unter welchen viel Berliner Landsleute sich befanden, zähe, drahtige Männer, die viel aushielten, und denen auch im Leiden der Humor nicht ausging. So sagte mir ein Mann, welcher 5 Schüsse, also 10 Wunden bekommen hatte, auf meine Frage, wie es ihm ginge:

„Na mir geht es ganz gut, ich habe ja nu so recht schön Luft in meine Pelle." Ein anderer, den die Russen mit 18 Bajonettstichen zugerichtet hatten, davon 3 in die Brust und 2 in den Leib, welche einen Bauchschnitt nöthig machten, lachte mich 5 Tage später ganz munter an: „Mir haben die Russen doch nicht tot gekriegt!"

Am Abend des 2. August liess sich der kommandirende General in Frankfurt a. O. vorlegen, was von dem III. Reservekorps vorhanden war. Es wurde ihm ein Aktendeckel überreicht, in welchem eine Anzahl von Listen und Verzeichnissen enthalten war, das war alles! und genau 1 Woche später, am 9. August, wurde das inzwischen bis auf den letzten Knopf fertiggestellte Korps auf der Eisenbahn verladen, um gen Westen geführt zu werden. Diese Leistung, welche innerhalb einer Woche in emsiger Arbeit, aber ohne jede Hast vollendet war, hat mich mit Staunen und Bewunderung erfüllt für die Fülle genauer Arbeit und Vorbereitung, durch welche allein ein solcher Erfolg möglich war. In Crefeld verliessen wir die Bahn, marschirten eilig bis A. und überschritten am Morgen des 17. August die Grenze. Es folgte der durch den Franctireurkrieg erschwerte Marsch durch Belgien bis in die Gegend nördlich von Brüssel. Dort hatte das Korps drei mit überlegenen Kräften unternommene Ausfälle der Belgier aus Antwerpen zurückzuschlagen. Am 27. September begann die Belagerung von Antwerpen, welche unter schweren Kämpfen am 9. Oktober mit der Einnahme dieser Stadt endigte. Schon am 11. Oktober waren wir wieder im Marsch nach Westen und zogen unter leichten Gefechten über Gent, Brügge nach Ostende. Am 18. Oktober begann der Vormarsch gegen die untere Yser bei Nieuport, wo das Korps sehr schwere, verlustreiche Gefechte zu bestehen hatte bis zum 30. Oktober. Als der Uebergang erzwungen war, sprengten die Gegner die Schleusen, und setzten das tief liegende Gelände unter Wasser, so dass unsere Truppen die schwer errungenen Stellungen räumen mussten. Wir gingen nun einen Tagemarsch südlich um von Langemark gegen Ypern anzugreifen. Hier lag das Korps unter andauernden heftigen Gefechten bis zum 30. November und wurde am 1. December nach dem Osten übergeführt, wo es an den Kämpfen Theil nahm, durch welche die Russen bis hinter die Bzura zurückgeworfen wurden — dort liegen wir seit der zweiten Hälfte des Decembers den Gegnern im Stellungskrieg unter häufigen kleinen Gefechten gegenüber.

Es geht aus diesem kurzen Abriss hervor, dass wir einen reichen und wechselvollen Antheil an dem Kriege genommen haben, und im Westen wie im Osten Erfahrungen sammeln konnten. Unserem Korps waren zeitweise noch andere Abtheilungen unterstellt, so besonders für die Belagerung von Antwerpen und in den Kämpfen an der Yser, so dass sich meine berathende Thätigkeit vielfach über die Grenzen unseres Armeekorps hinaus erstreckte, so besonders auf die grossen Lazarette in Brüssel.

Dass wir Aerzte in diesem Kriege vor schwere Aufgaben gestellt werden würden, das war uns Allen von Anfang an klar — wie riesig dieselben sein würden, das hat man sich früher nicht vorstellen können. Staunenswerthe Zahlen werden wir späterhin einmal nach beendetem Kriege erfahren.

Dreierlei hat auf unsere Thätigkeit und unsere Erfolge den wesentlichsten Einfluss ausgeübt: **Die Organisation, die verbesserte Wundbehandlung, und die neuen Geschosse.**

1. **Die Organisation unseres Feldsanitätswesens** ist von den verantwortlichen Leitern in musterhafter Weise vorbereitet worden, ohne das hätten wir den schweren Anforderungen dieses Krieges nicht gerecht werden können; denn das lernt man im Kriege schnell einsehen, was nicht durch eingehende Friedensarbeit eingerichtet ist, das lässt sich im Kriege nur schwer oder gar nicht ersetzen. Die Ausbildung unseres Sanitätsoffizierkorps ist eine sehr gute, es sind eine Fülle tüchtiger und speciell auch in der Chirurgie gut bewanderter Kräfte in demselben vorhanden. Dazu hat vor Allem beigetragen die seit Jahren planmässig durchgeführte Abkommandirung junger Militärärzte an chirurgische Kliniken und Krankenhäuser. Der grosse Aufschwung, welchen grade die Chirurgie seit den 70er Jahren

des vorigen Jahrhunderts genommen hat, sowie die in Folge der neuen socialen Gesetze erfolgte Errichtung zahlloser vortrefflicher Krankenhäuser, welche theilweise der Welt als Muster gedient haben, führten viele tüchtige Kräfte der Ausübung der Chirurgie zu, und diese standen im Kriege als berathende Chirurgen und Reserveärzte der Armee zur Verfügung. Alle Feldärzte wird man niemals zu Chirurgen machen können, die Vorhandenen dienten den jüngeren und weniger in diesem Zweige ausgebildeten als Berather und Anleiter. In meinem Bereiche habe ich überall tüchtige Aerzte in den Feldlazaretten und Sanitätskompagnien gefunden, welche allen billigen Anforderungen gerecht werden konnten. Das Bild des alten Militärarztes, welcher sich vom Kompagniechirurgen heraufgedient hatte, und mit der Wissenschaft auf etwas gespanntem Fusse stand, das ist völlig verschwunden.

Die Ausrüstung der Lazarette mit Instrumenten und Gebrauchsgegenständen ist den Anforderungen der Neuzeit angepasst — und wo die Erfahrungen dieses Krieges Erweiterungen und Verbesserungen nothwendig erscheinen lassen sollten, da wird man nicht zögern, dieselben einzuführen.

2. Sehr wesentlich haben sich die ungeheuren Fortschritte geltend gemacht, welche wir seit 1870 in der Wundbehandlung und in der Verhütung der Wund-Infectionskrankheiten gemacht haben, Dank der Arbeit eines Josef Lister und Robert Koch.

Der Schotte Lister erkannte zuerst (Ende der 60er und Anfang der 70er Jahre), dass Entzündung und Eiterung nicht die nothwendige Folge einer jeden Verwundung seien, sondern, dass diese Vorgänge durch schädliche Stoffe, kleinste Lebewesen, hervorgebracht würden, welche aus der Luft, von den Instrumenten, von den Händen — kurz aus allem, womit die Wunde in Berührung kam, in diese verpflanzt würden. In langer mühevoller Arbeit baute er das nach ihm benannte System der Wundbehandlung aus, welches darauf beruhte, dass Alles, was die Wunde berührte, durch fäulnisswidrige Mittel — speciell Karbolsäurelösungen — keimfrei gemacht würde. Seine Methode hat einen unermesslichen Aufschwung der Chirurgie erzeugt, weil sie uns die Schrecken der Wundinfectionskrankheiten bannen lehrte. Für die Anwendung im Kriege wäre sie freilich zu complicirt gewesen. Durch Robert Koch's bahnbrechende Entdeckungen sind die Erreger der Wundkrankheiten uns bekannt geworden. Er lehrte durch seine genialen Methoden sie darstellen, ihre Lebensbedingungen erkennen, und was das Wichtigste ist, sie bekämpfen durch zwei ausserordentlich einfache, stets herstellbare und absolut sichere Mittel — das ist siedendes Wasser und strömender Wasserdampf. Mit Hülfe dieser beiden Mittel gelingt es, bei richtiger Anwendung alles zur Wundbehandlung im weitesten Sinne Erforderliche keimfrei und unschädlich für die Wunde zu machen und so eine

Uebertragung von Krankheitskeimen von einer Wunde auf die andre sicher zu verhüten. Der Instrumentenkocher ist darum das Erste, was auf dem Verbandplatze und im Lazarett hergerichtet werden muss — er wurde in Gang gesetzt mit Allem, was zur Heizung dienen konnte und erreichbar war: Spiritus, Petroleum, Holzkohlen, einfaches Holz, je nach der Lage der Verhältnisse. Unter den schwierigsten äusseren Umständen, bei Schneesturm, welcher das flackernde Feuer auszulöschen drohte, wie unter dem Krachen der in der Umgebung einschlagenden Granaten wurde der Instrumentenkocher in Gang erhalten, und es wurde kein chirurgisches Instrument an eine Wunde gebracht, ohne dass es zuvor durch den Kocher gereinigt worden wäre.

In früheren Zeiten, so noch in unserem letzten grossen Kriege, diente „alte Leinewand" und die aus ihr durch Auszupfen mit den Fingern hergestellte Charpie als das Hauptverbandmittel, welches in der Regel mit Keimen beladen war. Dieser Stoff ist jetzt ersetzt durch weitmaschige, aus Baumwolle hergestellte, gut aufsaugende Gaze und durch die von V. v. Bruns angegebene entfettete Watte. Beide lassen sich durch strömenden Wasserdampf sicher keimfrei machen und werden, in zusammengepressten Ballen keimsicher verpackt, in grossen Mengen als ein ausgezeichnetes, sauberes Verbandmaterial mitgeführt. Für den Fall, dass unsere Baumwollvorräthe versagen sollten, stehen uns in dem Zellstoff, Moospappe und Aehnlichem einheimische, gut sterilisirbare Verbandstoffe zu Gebote. Die Wundschwämme, welche früher ausgedehnt verwendet wurden, und wohl sehr oft die Träger von übertragbaren Krankheitskeimen waren, sind längst aus der Wundpflege verbannt und durch Gaze oder Wattestücke ersetzt worden.

Eine grosse Schwierigkeit hat schon im Frieden, wie viel mehr noch im Kriege, die Säuberung der menschlichen Haut, ganz besonders der Hand gemacht. Sorgfältige Untersuchungen haben uns gelehrt, dass die menschliche Hand mit ihren zahlreichen Falten und Buchten nur sehr schwer wirklich keimfrei gemacht werden kann und zwar nur durch complicirte Methoden, welche im Kriege oft nicht anwendbar sind. Daraus folgt die Lehre, dass man die frische Wunde mit den Fingern nicht berühren, sondern nur keimfreie Instrumente dazu brauchen soll. Sodann haben wir die Gummihandschuhe, deren glatte Oberfläche durch strömenden Dampf, kochendes Wasser, im Nothfalle durch energische Abwaschung mit Spiritus und Sublimatlösung sicher keimfrei gemacht werden kann. Sie bilden einen wichtigen Schutz einmal für die Wunde, gegen Uebertragung von an den Fingern haftenden Keimen, sodann aber auch für den Arzt selbst, welcher seine Hände mit Wundsecret in Berührung bringen muss, und dabei schwerer Infectionsgefahr ausgesetzt ist.

Endlich die Haut des Verwundeten selbst ist stets als mit Keimen beladen anzusehen — werden doch die Leute oft in einer jeder Beschreibung spottenden Verfassung aus dem Lehm der Schützengräben, dem Staub oder Morast des Schlachtfeldes und der Wege eingeliefert. Da hat nun die Erfahrung gelehrt, dass einfaches Abreiben der Wundumgebung mit einem Spirituswattebausch, oder Bestreichen mit gewöhnlicher Jodtinctur genügt, um die dortigen Hautkeime unschädlich zu machen.

Als oberster Grundsatz ist aber allgemein angenommen: Jedes unnöthige Berühren der Wunde mit Fingern oder Instrumenten ist streng verpönt!

Die Frage, ob die häufigste Wundart, die Gewehrschusswunde an sich als eine keimfreie anzusehen sei oder nicht, ist durch die Erfahrungen dieses Feldzuges wohl dahin entschieden worden: als keimfrei, wie die durch das Messer des Operateurs in gesundem Gewebe angelegte Wunde, ist der Schusskanal nicht zu betrachten, aber die Menge und die Beschaffenheit der etwa mitgerissenen Keime ist in der Regel gering, so dass der Körper sie bei zweckmässigem, bald ausgeführtem Verbande und Ruhigstellung des Gliedes schadlos überwinden kann. Ist dagegen die Gelegenheit geboten, dass Staub, Erde, Feuchtigkeit in die Wunde eindringt, so folgt Eiterung in der Regel nach, ebenso wirkt Transport mit ungenügend festgestellten Gliedern sehr ungünstig ein. Die durch Artilleriegeschosse, Schrapnell oder Granatsplitter, verursachten Wunden sind stets als inficirt zu betrachten und demgemäss zu behandeln.

Aus dem Gesagten geht hervor, dass wir es bei den Kriegsverletzungen stets mit Wunden zu thun haben, welche immer zum mindesten als der Infection verdächtig anzusehen sind. Darum müssen wir auf Eiterung, auf fortschreitende Zellgewebsentzündung (Phlegmone) in gewissen Fällen gefasst sein, auch die gefährliche Gasphlegmone sahen wir öfter, jedoch stets nur als primäre, durch die Verwundung und begleitende ungünstige Umstände veranlasste Infection.

Ebenso ist der Starrkrampf (Tetanus), mit dem wir leider oft zu kämpfen haben, in Belgien noch mehr als im Osten, stets auf primäre Verunreinigung der Wunde zurückzuführen. Die Sporen des Bacillus sind in der Erde häufig vorhanden.

Aber Eins haben wir erreicht, und das ist von grundsätzlicher Wichtigkeit, das secundäre Auftreten von Wundinfectionskrankheiten, wie Wundrose (Erysipelas), Eiterfieber (Pyämie), oder gar Hospitalbrand durch Uebertragung von Einem auf den Andern können wir von den Verwundeten fernhalten bzw. auf ein sehr geringes Maass herabdrücken. Noch in dem 70er Kriege spielten diese Wundkrankheiten eine grosse Rolle und haben manchen Tapferen hinweggerafft. In dem grossen Reservelazarett auf dem Tempelhofer Felde in Berlin gab es damals eine eigene Baracke für an Wundrose, eine zweite für an Hospitalbrand Erkrankte, das Eiterfieber war nicht selten.

In dieser Beziehung ist in dem jetzigen Kriege ein entschiedener Fortschritt zu verzeichnen. Die äusseren Verhältnisse spielen dabei eine gewisse Rolle — bei den schwierigen Umständen des Winterfeldzuges kamen mehr primäre Infectionen vor als im Sommer.

3. Noch ein dritter Umstand ist für das Loos der Verwundeten maassgebend gewesen, das ist die Art der verwendeten Geschosse. Es kommen in diesem Kriege allgemein längliche, spitz oder eiförmig zulaufende Geschosse von 6,5 bis ca. 8 mm Kaliber zur Verwendung, welche durch das neue rauchlose Pulver mit enormer Kraft vorwärts getrieben werden. Geschosse aus reinem Blei würden zu weich sein, daher verwendet man entweder Mantelgeschosse, welche aus einem Bleikern mit umgepresstem Stahlmantel bestehen, oder aber wie die Franzosen Geschosse aus reinem Kupfer. Die Durchschlagskraft dieser Geschosse ist eine enorme, die Reichweite erstreckt sich bis auf 4000 m. Dieselben durchschlagen den Körper mit einer sehr grossen lebendigen Kraft, in Folge dessen stellen Ein- und Ausschuss meist nur feine schlitzförmige Löcher dar, und die Gewebe werden weniger gequetscht als bei den alten Bleigeschossen, deren Kaliber beim Zündnadelgewehr 15, beim Chassepot 11 mm betrug und

deren Geschwindigkeit eine erheblich geringere war. Die sehr kleinen Ein- und Ausschusswunden schliessen sich schnell, wenn keine Infection stattgefunden hat. Weichtheilwunden sind darum der Regel nach gutartig, sofern nicht lebenswichtige Theile verletzt wurden. Auch Knochenschüsse sieht man bei zweckmässiger Behandlung z. Th. wie einfache Knochenbrüche heilen, wenn auch keineswegs immer. Man hat daher mit Recht gesagt, dass die Verwundung durch das moderne Geschoss humaner sei als die der früheren Zeit. Aber gewisse Einschränkungen giebt es — so wenn das Geschoss sich querstellt, wozu schon recht geringe Hindernisse in der Flugbahn den Anlass geben können, dann sind die Hautwunden grösser und dadurch steigt die Gefahr der Verwundung beträchtlich.

Sodann entstehen bei Nahschüssen oft sehr starke, explosionsartige Zertrümmerungen, welche sehr schwere Verletzungen darstellen. Viel besprochen sind die Dumdum-Geschosse, man bezeichnet hierdurch Mantelgeschosse, bei welchen der Stahlmantel zufällig oder absichtlich an der Spitze zerstört ist, dann staucht sich im Körper der weiche Bleikern, das pilzartig deformirte Geschoss, sowie abgesplitterte Stücke des Bleies oder der Hülse machen sehr schwere, zerrissene Wunden. Dabei möchte ich bemerken, dass ich persönlich sichere Dumdum-Wunden nicht gesehen habe, von Anderen sind sie einwandsfrei festgestellt (s. P. v. Bruns'

Beitr. z. klin. Chir. Kriegschir. Heft I). Eine in diesem Kriege auffallend oft beobachtete Erscheinung sind die mehrfachen Schusswunden bei einem und demselben Individuum. Die Mehrladegewehre, ganz besonders aber die furchtbare Waffe der Maschinengewehre, streuen derartige Mengen von Geschossen über einen beschränkten Raum, dass der Einzelne leicht mehrfach getroffen wird.

Von ungleich schwererer Bedeutung sind die durch Artillerie-Geschosse bewirkten Verletzungen. Das Schrapnell entsendet beim Platzen eine grosse Anzahl von Bleikugeln, dem früheren Gewehrkugel-Kaliber ungefähr entsprechend. Diese haben eine viel geringere Durchschlagskraft als die modernen Gewehrgeschosse, quetschen aber stärker, machen grössere Hautwunden und bleiben leichter im Körper stecken. Die Schrapnellwunden geben in der Regel Eiterung, unter Abstossung von abgestorbenen Gewebsstücken. Noch schlimmer wirken die Sprengtrümmer der Granaten. Diese zackigen, vielgestaltigen Eisensplitter bringen oft furchtbare, zerrissene und gequetschte Wunden hervor, welche nur unter starker Gewebsabstossung und reichlicher Eiterung zur Heilung kommen können, sofern nicht die Zertrümmerung des betreffenden Gliedes die Abnahme desselben erfordert. Sehr häufig werden Fremdkörper wie Erde, Tuchfetzen u. dgl. mit in die Wunde hineingerissen und diese führen zu gefährlichen Infectionen, besonders zum Starrkrampf. Auch Verbrennungswirkungen kommen dabei oft vor. Fast noch schlimmer sind die durch platzende Fliegerbomben erzeugten Verletzungen und Zerstörungen, weil der in denselben enthaltene Sprengstoff besonders heftig wirkt. Sehr ähnlich sind die durch Handgranaten und explodirende Minen bewirkten Wunden. Auch bei diesen spielen die Verbrennungswirkung der bei der Explosion entstehenden Flammen und ausserdem noch die Einwirkung der betäubenden Gase eine bedeutende Rolle. Besonders wenn ein Volltreffer in geschlossene Räume, wie Panzertürme, Unterstände einschlägt, so kann durch die erstickenden Explosionsgase allein der Tod herbeigeführt werden.

Verletzungen durch Fliegerpfeile habe ich nicht beobachtet, wir wurden zwar in Belgien mehrfach mit solchen beworfen, jedoch ohne Treffer.

Die Verletzungen durch blanke Waffen, Säbel, Bajonett, Lanze spielen eine sehr geringe Rolle neben den Schussverletzungen. Aus den Nahkämpfen in Schützengräben sah ich eine Anzahl von Bajonettstichen, von welchen die Mehrzahl leicht war, eine Minderzahl hatte zu schweren Verwundungen der Brust- oder Bauch-Eingeweide, andere wohl schon auf dem Schlachtfeld zum Tode geführt.

Nach diesen allgemeinen Ausführungen kommen wir zu dem Schicksale des einzelnen Verwundeten. Jeder Soldat trägt in den Rock eingenäht das Verbandpäckchen mit sich, welches ein Stück steriler Gaze und ein Bindenstück in sich birgt, womit ohne Fingerberührung die Wunde möglichst bald bedeckt werden soll. Diese Einrichtung hat sehr segensreich gewirkt, manche Weichtheilwunde ist unter dem ersten Verbande mit dem Päckchen zur Heilung gelangt. Die nächste Hülfe wird auf dem Truppen-Verbandplatz durch die Truppenärzte geleistet, deren Dienst bei den weittragenden Gewehr- und Artillerie-Geschossen ein sehr verantwortlicher und gefahrvoller ist. Die rothe Kreuzbinde bietet keinen Schutz, weil die Geschosse oft massenhaft aus einer Entfernung entsandt werden, welche ein Wahrnehmen des Neutralitäts-Abzeichens nicht möglich erscheinen lässt. Ja in Belgien wurden öfter grade die Träger der rothen Kreuzbinde von irregulären, wie von regulären Kriegern beschossen. Nicht wenige Aerzte haben ihr Leben bei der Versorgung Verwundeter eingesetzt. Auch das Zurückbringen der Verwundeten aus der Feuerlinie durch die Krankenträger ist oft sehr gefahrvoll; am ehesten geht es noch, wenn das Gefecht vorwärts geht, schwieriger wird es bei Stellungskämpfen, wie sie der zweite Theil des Krieges so oft gebracht hat. Da ist es leider oft genug vorgekommen, dass es bei schwerem feindlichen Feuer nicht möglich war, die Verwundeten von dem Orte der Verwundung fort in Sicherheit zu bringen. Dieselben mussten in den Schützengräben, oder vor denselben im freien Felde liegen bleiben bis der Eintritt der Dunkelheit ein Vorschicken der Krankenträger mit Bahren gestattete, und selbst dann noch wurde oft, so in den schweren Stellungskämpfen an der Yser, ein verheerendes Artilleriefeuer auf alle Wege gerichtet, so dass Einzelne Tage lang draussen liegen bleiben mussten, ehe ihnen Hülfe gebracht werden konnte. Nicht nur einmal, sondern wiederholentlich ist es vorgekommen, dass Schwerverwundete 5, ja 6 Tage lang in verlassenen Schützengräben, in Rübenfeldern oder in Granatlöchern, in welche sie sich gerettet hatten, ausharrten, bis sie abgeholt werden konnten.

So wurde ein durch den Bauch geschossener Krieger erst nach 6 Tagen zum Verbandplatz gebracht. Er hatte sich genährt von dem, was er bei sich hatte, Kommissbrot, Zwieback von der sogen. eisernen Portion, später hatte er Wasserrüben gegessen, welche dort wuchsen, und hatte den Thau von den Blättern geleckt! Wunderbarer Weise kam er in ziemlich guter Verfassung zurück, und ist mit geheilter Wunde in die Heimath gesandt. Diese Erfahrung hat mich bewogen, von da an die durch den Leib Geschossenen nicht mehr absolut fasten zu lassen, sondern ihnen bald kleine Mengen von Thee oder Kaffee geben zu lassen. Ein anderer, ein junger Kriegsfreiwilliger, wurde bei einem Sturmangriff an der Yser durch den Schenkel geschossen, ein Sanitätssoldat wollte die Wunde mit dem Nothverband versehen, und hatte die hindernden Kleidungsstücke entfernt, als den Helfer selbst eine tödtliche Kugel traf. Der Verwundete blieb halb entkleidet 36 Stunden bei rauher Novemberwitterung im Freien liegen — ohne dauernden Schaden zu erleiden.

Der **Hauptverbandplatz**, auf welchem die weitere Versorgung, die Eintheilung und vorläufige

Verpflegung der Verwundeten vor sich geht, darf nicht zu weit von der Kampflinie abliegen, soll jedoch gegen Gewehrfeuer und „thunlichst" auch gegen Artilleriegeschosse gedeckt sein. Diese Forderung ist bei den jetzigen weittragenden Geschossen, welche aus verdeckten Stellungen geschleudert werden, oft nicht zu erfüllen. Nicht selten sausten feindliche Kugeln darüber hin, ohne indessen den Betrieb im geringsten zu stören. Der Platz muss ferner gut erreichbar sein durch fahrbare Strassen, und wenn möglich eine Anlehnung an Gebäude haben, zur Unterbringung von nicht Transportfähigen. Wenn Gebäude fehlen, so treten schnell aufgeschlagene Zelte, Strohhütten, auch Erdhöhlen, sogen. Unterstände dafür ein. Mehrfach mussten wir für Schwerverletzte von solchen improvisirten Unterkünften Gebrauch machen, wo sie in Stroh gelagert wurden, bis der Abtransport nach dem Feldlazarett möglich war; besonders Brust- und Bauchschüsse sollten möglichst erst einige Tage ruhig liegen bleiben, ehe sie weiter gefahren werden. Sie lagen in den primitivsten Räumen, durch Stroh und wollene Decken nothdürftig gegen die Kälte geschützt, und hatten dabei bessere Aussichten für Genesung, als wenn sie frühzeitig weiter transportirt worden wären.

Die Thätigkeit der Aerzte auf dem Hauptverbandplatze ist eine ungemein anstrengende und aufreibende, wenn nach verlustreichen Gefechten die Verwundeten in Schaaren hereinströmen, so dass kaum

Hände genug da sind, um alle zu versorgen. Bei Stellungskämpfen können oft die Verwundeten erst in den späten Abend- oder Nachtstunden herangebracht werden — so war es an der Yser, wo in zwei verschiedenen Kriegsperioden 12 bis 14 Tage bzw. Nächte lang dieser Dienst erfüllt werden musste. Es wurden Tages- und Nachtschichten eingerichtet, damit die Kräfte der Aerzte und des Pflegepersonales aushielten. Zunächst müssen die Anlangenden in Leicht-Verwundete, noch marschfähige, und Schwer-Verwundete gesondert werden — wobei der Begriff Leicht-Verwundete oft recht weit gedehnt werden musste. Dieselben werden nach Durchsicht bzw. Erneuerung der Verbände durch warme Kost etwas gestärkt und dann gruppenweis weiter geführt. Bei den anderen müssen die Verbände erneuert, vor allem die Knochenschüsse mit gut stützenden Schienen versorgt werden. Die operative Behandlung ist im allgemeinen von viel geringerer Ausdehnung wie in früheren Kriegen — es wird wenig operirt, nur absolute Nothoperationen, welche keinen Aufschub erleiden, werden ausgeführt, sonst ist die Hauptsache, die Verwundeten transportfähig nach dem nächsten Feldlazarett zu machen. Die schmerzlindernden Mittel, hauptsächlich Morphiuminjectionen und bei allen Eingriffen die Chloroformnarkose, werden reichlich angewendet.

Daneben muss auch für Erfrischung und Ernährung der Verwundeten Sorge getragen werden, die Wundtäfelchen, welche die nöthigen Vermerke enthalten, sind auszufüllen, genaue Listen über Zu- und Abgang sind zu führen, Sterbende werden thunlichst abgesondert — endlich muss für die Beerdigung der Gestorbenen gesorgt werden — kurzum, es ist eine schwere, vielseitige Arbeit unter den schwierigsten äusseren Verhältnissen zu leisten. Es kommt viel darauf an, dass der Chefarzt der Sanitätskompagnie die Arbeit richtig eintheilt, alle verfügbaren Kräfte heranzieht, und vor allem darauf hält, dass alle nicht dringend nöthigen Eingriffe unterlassen werden, damit die grosse Zahl der Hilfsbedürftigen versorgt werden kann.

Einer der Hauptwünsche der Verwundeten mit „Steckschüssen", bei welchen das Geschoss nicht durchgedrungen ist, geht immer dahin, dass das Geschoss bald möglichst entfernt werden möge. Sie pflegten Einen ungläubig anzusehen, wenn man ihnen auseinandersetzte, das hätte Zeit, die Anwesenheit des glatten Geschosses schade gar nichts, die Entfernung desselben wäre später im Feldlazaret viel besser vorzunehmen. — Man muss sich eben immer gegenwärtig halten, dass die Zeit für solche Eingriffe anderen entzogen wird, welche sie nöthiger brauchen, das sind vor allen Dingen die Verwundeten mit Knochen- und Gelenkschüssen, welche durch gute stützende Verbände gegen die Schmerzen und Unbilden des Transportes geschützt werden müssen. Auch alle Eingriffe, welche eine längere Vorbereitung und ein sicher aseptisches, keimfreies Operiren erfordern, wie Bauchschnitte z. B., müssen bei grossem Andrange zurückstehen — zumal die äusseren Umstände eben nur ausnahmsweise, wie z. B. im Stellungskriege, ein wirklich aseptisches Operiren auf dem Hauptverbandplatze gestatten.

Die Ueberführung der Transportfähigen zum Feld-Lazarett erfolgt durch die der Sanitäts-Kompagnie beigegebenen Krankenwagen, in welche sie mit den Tragbahren eingeladen werden können. Die Feld-Lazarette haben die Bestimmung, den nicht marschfähigen Verwundeten so lange Pflege zu gewähren, bis ein Rücktransport in die Heimath möglich ist, oder bis ein Kriegs-Lazarett die weitere Versorgung übernimmt. Im Bewegungskriege soll das Feld-Lazarett möglichst bald der vorrückenden Truppe folgen, im Stellungskriege ist es stabiler. Dasselbe ist für 200 Verwundete eingerichtet, mit Strohsäcken, Decken und allem zur Feld-Krankenpflege nöthigen Gebrauchsgegenständen, oft muss es im Drange der Noth das Doppelte und Dreifache der normalen Zahl aufnehmen, da muss dann Rath geschafft werden, so gut es geht.

Die erste Aufgabe für den Chefarzt des Feld-Lazarettes ist die Erkundung von Baulichkeiten, welche die geeigneten Räume zur Aufnahme der Verwundeten bieten. Der Ort soll nicht zu weit vom Hauptverbandplatz entfernt, aber doch gegen feindliches Feuer gesichert sein. Diese Bestimmung liess sich nicht einmal in dem reich besiedelten Belgien, geschweige denn in dem spärlich bevölkerten Polen streng aufrecht erhalten. So hatten die Verwundeten in den Lazaretten, welche an der Seeküste von Ostende an westwärts eingerichtet waren, moralisch schwer zu leiden unter dem Feuer der grossen englischen Schiffsgeschütze, welche aus weiter Entfernung von der See her ihre schweren Granaten über jene Ortschaften hinweg und gelegentlich auch in sie hineinschleuderten. Zwei Militärärzte wurden dort durch Granatsplitter getödtet; in unmittelbarer Umgebung des Gebäudes, in welchem wir operirten, platzten zahlreiche Granaten; das Lazarett in Middelkerke wurde später, nachdem wir unsere Verwundeten herausgezogen hatten, von den englischen Schiffen eingeschossen, wobei (laut Zeitungsbericht) eine Anzahl belgischer Kinder in demselben verletzt bzw. getödtet wurden. — Auch in Polen wurde die Ortschaft, in welcher unser bestes Lazarett in einer grossen Zuckerfabrik eingerichtet war, zu wiederholten Malen von feindlichen Artillerie-Geschossen getroffen. Der grosse Schornstein der Fabrik bildete den Zielpunkt für den Feind, derselbe konnte nicht niedergelegt werden, weil sonst der Betrieb der Licht- und Heiz-Anlagen unterbunden worden wäre.

In Belgien boten uns die zahlreich vorhandenen grossen Schul- oder Klostergebäude, welche sich fast in jeder Ortschaft befanden, ferner oft schlossartige Landhäuser, geeignete Räume. Einige Male fanden wir auch eingerichtete Krankenhäuser vor, welche für unsere Verwundeten verfügbar wurden. Allerdings mussten wir mehrfach die Erfahrung machen, dass der zurückgegangene Feind das Mögliche gethan hatte, um uns durch Unbrauchbarmachen der Wasserleitungen, Sterilisirapparate etc. die Verwendung derselben für unsere Zwecke zu erschweren. Es erforderte dann immer eine gewisse Zeit und Mühe, bis das alles wieder in Ordnung gebracht war.

Sehr viel schwieriger waren wir in Polen daran. In unserem Bezirke gab es wenig grössere Ortschaften, und die vorhandenen Dörfer und Gutshäuser waren durch die vorausgegangenen Kämpfe vielfach zerstört. Die landesüblichen niedrigen Bauernhäuser eigneten sich schlecht für unsere Zwecke, weil die Räume zu klein waren. So mussten wir uns einrichten, so gut es eben ging. Scheunen, Ställe, Fabrikböden, ja selbst Erdhütten mussten die Verwundeten aufnehmen, und wir waren froh, wenn wir sie nur unter Dach und Fach bekamen.

Zunächst muss Stroh beschafft werden für die Lagerung; ist Zeit genug vorhanden, so werden schon vor dem Eintreffen der Verwundeten Strohsäcke gestopft. Erfolgt die Belegung sehr plötzlich, wie nach verlustreichen Gefechten, dann können nur einfache Strohlager und Wolldecken hergerichtet werden, alles andere muss später nachgeholt werden. Bei grossem Andrang von Verwundeten, wenn Wagen auf Wagen die Opfer des Kampfes heranbringt, dann ist die Arbeit der Aerzte und des Pflegepersonales eine überaus anstrengende, es muss oft Tag und Nacht hindurch gearbeitet werden. Ein möglichst passender Raum wird zum Operations- und Verbandzimmer hergerichtet, und die nöthigsten Vorkehrungen, wie Operationstisch, Verbandtisch, Waschgelegenheit usw., müssen je nach dem Vorhandenen beschafft werden — oft aus dem Nichts heraus mit Hülfe von Kasten, Brettern, Böcken improvisirt werden. Da heisst es erfinderisch werden, alles Brauchbare heranziehen, sich selbst helfen mit dem, was erreichbar ist. Allmählich waren Aerzte und Personal darin so eingeübt, dass in kurzer Frist das Nöthigste hergerichtet war, der Instrumentenkocher brannte, die sterilen Verbandstoffe, Binden, Schienen, Gips bereit gestellt waren. Alsdann beginnt eine eifrige Thätigkeit, es werden die Verbände nachgesehen, meist erneuert, die provisorischen Schienen durch bessere Apparate, besonders durch Gipsverbände ersetzt, welche ein grosser Segen für die Verletzten sind.

Die Zahl der sofort vorzunehmenden Operationen ist auch im Feldlazarett nicht sehr gross, und beschränkte sich auf Amputationen bei aussichtslos zerstörten Gliedern, Trepanationen bei den so häufigen Schädelschüssen, einzelne Unterbindungen grosser Blutgefässe, gelegentliche Operationen an der Blase, einzelne wegen Bauchschüssen. Im Allgemeinen wurde in diesem Kriege sehr conservativ verfahren, man konnte dank der verbesserten Wundbehandlung in der Erhaltung zerschossener Gliedmaassen sehr weit gehen, auch ein steifes oder verkürztes Glied ist immer noch unendlich viel werthvoller als ein künstliches. — Im weiteren Verlaufe der Heilung werden dann freilich noch manche Eingriffe nöthig, wie secundäre Amputationen wegen Brand, oder bösartigen Eiterungen, Einschnitte zur Entfernung von Geschossen, Knochensplittern, Eitersenkungen geben noch eine Fülle von Arbeit.

Ein überaus wichtiger Punkt ist die Herstellung guter Lagerung, zunächst die sichere Feststellung der gebrochenen Knochen durch gute Schienen- oder Gipsverbände. Es kommt im Feldlazarett vor Allem darauf an, dass die Verwundeten gegebenen Falles bei Aenderung der Kriegslage, oder bei andauernd starkem Zugange neuer Fälle bald transportfähig und transportbereit sind. Für diesen Zweck ist der gefensterte Gipsverband in den Heilstätten der vorderen Linie das ideale Mittel, durch dessen zweckmässige und geschickte Anwendung viel Schmerzen und viele Störungen des Wundverlaufes vermieden werden können.

Sodann müssen die Lagerstätten verbessert werden, an die Stelle der einfachen Strohschütten treten richtig gestopfte Strohsäcke. Diese wiederum sollen allmählich durch Betten ersetzt werden, so weit das möglich ist. Die Beschaffung der letzteren gelang in Belgien zuweilen durch Beitreibung aus den verlassenen Häusern oder aus leeren Klosterschulen, wenn aber, wie in Polen stets, keine Betten aufzutreiben waren, dann wurden aus herbeigeschafften Brettern Behelfsbettstellen nach der von der Kriegs-Sanitäts-Ordnung angegebenen einfachen Form hergestellt. In einem Falle, wo auch genügende Bretter fehlten, liess der weitgereiste Chefarzt nach lappländischer Art aus Birkenstämmen, welche es reichlich gab, Rahmen anfertigen, in diese kam zu unterst eine dichte Lage von dünnem Birkenreisig, darüber Stroh in mehreren Lagen — so wurde ein einigermassen elastisches Lager geschaffen, welches zwar nicht ganz so weich war wie Sprungfedermatratzen, aber doch immerhin besser als der einfache Strohsack.

Eine besondere Sorge bildete während des Winterfeldzuges die Beschaffung von Heizvorrichtungen. Diese fehlten oft in den allein zur Verfügung stehenden Räumen, wie Ställen, Scheunen, Trockenböden — da musste zunächst Stroh als wärmeerhaltendes Mittel dienen. In einem Falle wurden unter dem von den Verwundeten belegten Bodenraum die Pferde der Truppenabtheilung eingestellt, welche so viel Wärme verbreiteten, dass die Verwundeten nicht froren. Die scharfe Ausdunstung der Thiere bot gleichzeitig einen gewissen Schutz gegen die einheimischen Insecten.

Vielfach fehlten die Fensterscheiben in den Räumen, zum Theil waren sie bei Gelegenheit der vorhergehenden Kämpfe zersprungen, anderen Theils waren überhaupt keine Scheiben da gewesen und nur hölzerne Laden zum Abhalten von Regen, Schnee, Kälte. Wenn die Laden bei Kälte geschlossen werden mussten, dann war es dunkel in den Räumen. Deshalb wurde mit allen Mitteln nach lichtdurchlässigen Fensterverschlüssen gesucht, alle Bildergläser mussten diesem Zwecke dienen, schliesslich kamen Platten eines durchsichtigen Stoffes „Zellon" an, welche gut dazu verwendbar waren. Zur Erwärmung wurden kleine eiserne Oefen aufgestellt, deren Rohre nach aussen geleitet wurden, später wurde unter den Mannschaften ein Ofensetzer ausfindig gemacht, welcher aus Ziegeln (von zerschossenen Häusern) und Lehm die schönsten wärmeerhaltenden Oefen erbaute. Das war für die Kältetage eine grosse Errungenschaft. Alles erreichbare Holz wanderte in die Oefen, angeschossene, nicht mehr bewohnbare Häuser, Scheunen, Zäune mussten der Heizung dienen. Sehr geschätzt waren leer stehende Windmühlen, von denen verschwand ein Balken nach dem andern, bis nur die Mühlsteine übrig blieben. Die harte Noth erforderte das. So wurde unablässig an der Verbesserung der äusseren mangelhaften Verhältnisse gearbeitet, mit Hülfe der unter den Mannschaften vertretenen verschiedenen Handwerker. Wenn man Pioniere zur Verfügung hatte, dann ging es noch besser, denn diese herrliche Truppe konnte Alles und machte Alles, wie die Berliner Feuerwehr. Sogar eine Liegehalle erbauten sie uns aus Birkenstämmen und

Strohgeflecht, welche bei den leider nicht häufigen sonnigen Tagen eine grosse Wohlthat für die Verwundeten war.

Eine weitere Aufgabe war für den Chefarzt die Sorge für die **Verpflegung**. Er musste durch seine Leute alle Lebensmittel herbeischaffen lassen und für schmackhafte, gesundheitsgemässe Zubereitung sorgen. Eine grosse Wohlthat waren auch für die Lazarette die fahrbaren **Feldküchen**, welche für die Ernährung der Truppen so grossartige Dienste geleistet haben.

Fügt man noch hinzu die Verantwortung für die Buchführung, Krankengeschichten, Listenführung, die Beaufsichtigung des Personales, der zahlreichen Pferde und Fahrzeuge, so erhellt es, dass der Chefarzt eines Feldlazarettes eine grosse Arbeitslast und Verantwortung zu tragen und eine vielseitige Thätigkeit auszuüben hat.

Und wie findet sich der verwundete Soldat mit diesen oft kümmerlichen Verhältnissen ab? In der grossartigsten Weise! Er kommt meist aus den schwierigsten äusseren Verhältnissen, nach schweren Marschleistungen, nach tagelangem Aufenthalt in den Schützengräben und sehnt sich nach dem Getümmel, den Anstrengungen, den Gefahren des Gefechtes nach Dreierlei: zuerst **Ruhe** (Schlafen!) und Sicherung gegen weitere Geschosse, dann **Wärme** und ordentliche **Verpflegung**. Wenn er sieht, dass für ihn nach besten Kräften gesorgt wird, dass Besseres nach Lage der Dinge zunächst nicht erreichbar ist, dann findet er sich mit Ruhe in die schwierigsten Verhältnisse und ist zufrieden mit dem, was ihm geboten werden kann, zumal er vor Augen hat, dass auch seine Vorgesetzten es nicht besser haben als er selbst. So fühlten sich die Verwundeten bald heimisch auch in sehr dürftig ausgestatteten Räumen, wie ich sie oben geschildert habe. Es ist vorgekommen, gerade in dem am ungünstigsten gelegenen Lazarett, dass die Verwundeten nur ungern, ja mit Thränen schieden.

Sobald das Feldlazarett seiner vorrückenden Truppe nachrücken muss, oder wenn neue Verwundete Aufnahme erfordern, tritt das **Kriegslazarett** an seine Stelle, in welchem stabile und mehr dem Friedenskrankenhaus sich nähernde Verhältnisse herrschen sollen. Dieselben werden in grösseren Städten möglichst nahe hinter der Linie der Feldlazarette angelegt. Wo sich bereits eingerichtete Krankenhäuser vorfinden, werden diese mit Vorliebe dazu genommen.

So hatten wir in **Brüssel** und Umgegend grosse Krankenhäuser zur Verfügung, daneben hatte das belgische rothe Kreuz eine sehr grosse Anzahl von Ambulanzen, so im königlichen Schloss, in öffentlichen Gebäuden, Hotels oder Privathäusern aufgeschlagen, welche fast durchweg recht gut eingerichtet waren. Zuerst hatten belgische Aerzte und Pflegerinnen in denselben fast ausschliesslich die Behandlung und Pflege in Händen. Auch eine grosse Zahl englischer Pflegerinnen waren im Beginne des Krieges für die englischen Verwundeten hinübergeschickt, und halfen bei der Pflege der Deutschen und Belgier, da ihre Landsleute nur in sehr geringer Zahl vorhanden waren. Sie wurden wegen mannigfacher Unzuträglichkeiten später alle nach Holland abgeschoben. Auch in den von Belgiern geleiteten Lazaretten stellten sich doch mannigfache Uebelstände heraus und es wurden allmählich die deutschen Verwundeten ausschliesslich, die belgischen auch grösstentheils in Kriegslazaretten mit deutscher Verwaltung untergebracht.

Auch in Ostende, Brügge, Gent, Thourout, Roulers wurden grosse deutsche Kriegslazarette, theils in schon vorhandenen, theils in neugeschaffenen Krankenhäusern errichtet.

In Polen waren die Verhältnisse weniger günstig, weil grosse Städte selten sind und die kleineren meist nur sehr mässige, für Lazarettzwecke geeignete Räume darboten. In Lodz und Umgegend waren eine Anzahl gut eingerichteter Kriegslazarette zur Verfügung, sonst musste man sich meist mit improvisirten Räumen behelfen. In einer grossen, gut erhalten gebliebenen Zuckerfabrik, nahe an der Bahnlinie, war ein vortrefflich eingerichtetes und meisterhaft verwaltetes Lazarett aufgeschlagen.

Die Pflege der Verwundeten wird in der vorderen Linie ausschliesslich durch männliches, militärisches Pflegepersonal ausgeübt, während in den Kriegslazaretten die Hülfe der Schwestern in segensreicher Weise hinzutrat. Das Personal der ersteren war in der Regel gut ausgebildet, besonders da, wo der Chefarzt Gelegenheit gehabt hatte, sich sein Personal selbst auszuwählen und dabei besonders auch dafür sorgen konnte, dass die nothwendige Zahl von Handwerkern darunter vertreten war. Je mehr sich das Personal einarbeitete, desto glatter ging es, und die Männer thaten ihre Pflicht nach besten Kräften — freilich die weibliche Pflege und Fürsorge können sie nicht erreichen. Krankenpflege ist nun einmal ein Gebiet, welches der weiblichen Natur in hervorragendem Maasse liegt, und in welchem die Frauen ihre eigenartige Begabung ganz besonders zur Geltung bringen können. Die Unsicherheit und die Ungunst der äussern Verhältnisse, welche im Kriege in der vorderen Linie herrschen, haben dazu geführt, Schwesternpflege dort ganz auszuschalten. Wir hatten in meinem Bereich in vorderen Lazaretten zweimal Schwestern, welche eine überaus segensreiche und wohlthuende Thätigkeit ausübten und sich durch die Schrecken des Krieges und drohende Gefahr in keiner Weise beirren liessen. Sie gingen ganz in ihrem Pflegeberufe auf, vorbeisausende Granaten kümmerten sie nicht. Zum grossen Bedauern der Aerzte, wie auch der Verwundeten, welche den Segen weiblicher Fürsorge am Krankenbette lebhaft empfanden, wurden dieselben später zurückgezogen nach den Bestimmungen des rothen Kreuzes, welche die Verwendung von Schwestern in der vorderen Linie nicht gestatteten. Einzelne üble Erfahrungen, welche leider in diesem Kriege von gefangen genommenen Schwestern gemacht worden sind, lassen die Bestimmungen wohl gerechtfertigt erscheinen, die Schwestern nur an solchen Punkten zu verwenden, wo die Lazarette der Kriegslage nach gegen feindliche Einwirkungen sicher gestellt sind. In den Kriegslazaretten haben die Schwestern eine sehr dankenswerthe Thätigkeit entfaltet. Einzelnen wurde es zuerst schwer, sich in die ganz neuen Verhältnisse zu finden, welche von den geordneten Zuständen im Friedenskrankenhause sehr abweichen. Allmählich lernten auch diese sich zu behelfen und mit dem Gegebenen auszukommen.

Bei dem männlichen Hülfspersonale, den **freiwilligen Krankenpflegern**, musste meist erst die Spreu von dem Weizen gesondert werden. Nachdem ungeeignete Elemente abgestossen waren, leisteten einzelne Hervorragendes — so hatte ich einen Schulrector, welcher sich zu einem vortrefflichen Gehülfen im Operationssaale entwickelte — und die Mehrzahl half nach besten Kräften. Als ein Mangel wurde es mehrfach empfunden, dass diesen immerhin nur kurz ausgebildeten Krankenpflegern die im Kriege allerseits nöthige straffe Mannszucht zunächst fehlte, und nicht bei allen erreichbar war.

Unsere vortrefflichen Feldgeistlichen, welche den Soldaten in jeder Lage, ohne Rücksicht auf Gefahr, zur Seite standen, waren auch in den Lazaretten, wie vorn in den Schützengräben helfend und tröstend thätig, und manch einer hat dort den geistlichen Zuspruch wieder schätzen gelernt.

Auch geistige Anregung durch gute Bücher und Brochüren wurde von den Verwundeten sehr gesucht. Besonders dankbar waren sie für musikalische Darbietungen einfachster Art. In einem unserer Feldlazarette hatte der Chefarzt aus seinem Personale eine Kapelle zusammengestellt und eingeübt, deren Klängen die Verwundeten gern lauschten.

Bei allen Verwundeten, deren Heilung und Felddienstfähigkeit nicht in einigen Wochen erwartet werden konnte, war die baldige Ueberführung in die Heimath ein Ziel, welches zur Entlastung der Lazarette in Feindesland von den Aerzten eifrig angestrebt wurde, und bei den Verwundeten selbst mit erklärlicher Freude begrüsst wurde. Sobald es hiess, es geht ein Transport in die Heimath, dann sah man verklärte Gesichter bei allen denjenigen, an deren Tafel das Kreuz mit Kreide angezeichnet war, welches die Transportfähigkeit des Betreffenden bedeutete. In Belgien wurde der Abtransport sehr erleichtert durch die im Allgemeinen guten Strassen, und durch ein reiches Netz von Eisenbahnen und Kleinbahnen. Erst in der letzten Zeit (November) waren die Wege an einzelnen Stellen durch die

Kolonnen derart zerfahren und durch den Regen so aufgeweicht, dass Automobile gar nicht, andere Fuhrwerke nur schwer durchkamen. Was dort die Ausnahme war, bildete in Polen die Regel. Feste Chausseen giebt es dort nur einzelne, und die Landwege waren bei weicher Witterung Strömen von zähem Schlamm vergleichbar, bei Frost waren sie fest, aber durch die Unebenheiten des gefrorenen Erdreiches war das Fahren auf denselben mit starker Erschütterung verbunden. Da unser Korps etwas abseits von grösseren Verkehrsstrassen lag, hatten wir mit dem Transport manche Schwierigkeiten zu überwinden. Unsere äussersten Lazarette waren nicht immer leicht erreichbar, die Wege wurden auch gelegentlich von russischer Artillerie bestrichen, so dass die Abholungswagen manchmal schwer heranzubringen waren. Ferner war der Weg bis zur nächsten Bahnstation so weit, dass die Wagen sie nicht an einem Tage erreichen konnten. Es war nothwendig, Zwischenstationen einzurichten, um den Weg in zwei Theile zu zerlegen. Die eine derselben befand sich in einer Kirche, dem einzigen grösseren Gebäude, welches in jener Ortschaft erhalten geblieben war. Die Fenster derselben waren allerdings zumeist zerstört und wurden durch Bretter, Zinkblechstücke vom Dach und Aehnliches ersetzt. Die Kälte des Winters erforderte Heizung, zu dem Zweck erbauten die Lazarettmannschaften aus Ziegelsteinen zerstörter Häuser und aus Lehm einen Ofen, in welchem grosse Holzscheite loderten, der Rauch zog ab, wo er eine Oeffnung fand. Ideal war dieser „Erholungsraum" nicht — dennoch ertrugen ihn die Verwundeten gern in der Hoffnung, der Heimath näher zu kommen.

Glücklich waren die, welche endlich nach mühseliger Fahrt auf schlechten Wagen, bei ungünstiger Witterung die Lazarettzüge erreichten. Da fanden sie wohlgeheizte Wagen mit sauberen Bahrenbetten und alle Mittel, welche zur Pflege und Erfrischung nöthig sind. Diese Züge haben grossen Segen gebracht, zahlreiche Wohlthäter haben durch ihre Einrichtung den Verwundeten wahrhaft Gutes gethan. Welche Fortschritte die innere Einrichtung dieser Züge gemacht hat, kann derjenige ermessen, welcher (wie Schreiber dieses) im Jahre 1870 in einem der ersten (oder den ersten?) Lazarettzüge eine Fahrt nach Metz und zurück mitgemacht hat. Freilich muss betont werden, dass dieselben nur zum Transport dienen sollten und dass unterwegs nur Verbandwechsel, operative Eingriffe dagegen nur in seltensten Nothfällen ausgeführt werden sollten.

Wie sich die Aufnahme und Pflege in der Heimath abspielt, das brauche ich hier nicht zu schildern — es wird Ihnen allen aus eigner Anschauung wohl bekannt sein.

Ein Wort möchte ich noch hinzufügen in Betreff des ferneren Schicksales derjenigen Verwundeten, bei welchen eine volle Wiederherstellung der Arbeitsfähigkeit nicht erreicht werden kann, welche Glieder eingebüsst haben, oder in der Gebrauchsfähigkeit derselben beschränkt sind. Für Solche, deren Zahl nicht gering sein wird, kommt es vor Allem darauf an, dass sie lernen, sich nach Möglichkeit **selbst wieder zu helfen**, und ihre Glieder soviel als möglich selbstthätig zu gebrauchen. Solange ein Heilverfahren, wie Bäder, Massage, Bewegungsübungen an Apparaten, wie sie uns jetzt in jeder Art und in grösster Vollkommenheit zu Gebote stehen, nothwendig ist, so lange kommt sich der Verletzte noch „krank", heilbedürftig vor, und ist geneigt, das zu vermeiden, was ihn am Sichersten und auch am Schnellsten wieder in den Stand setzt, den Gebrauch seines verletzten Gliedes wieder zu bekommen und sich eine, wenn auch begrenzte Erwerbsmöglichkeit zu schaffen, nämlich die Selbsthülfe.

Der eigene Gebrauch der Glieder, die fleissige Uebung, die Benutzung zu allen kleineren Verrichtungen fördert die Herstellung der Gebrauchsfähigkeit sehr viel mehr als das Arbeiten an medicomechanischen Apparaten, deren Beihülfe ja nicht zu entbehren ist. Je mehr der Verwundete darauf hingewiesen wird, nach abgeschlossenem Heilverfahren selbst wieder seine Glieder zu gebrauchen, mit dem verletzten, vielleicht versteiften Beine wieder zu gehen, den verletzten Arm wieder nach allen Richtungen zu bewegen, die versteiften Finger zum Greifen, Festhalten, dann auch zu feineren Verrichtungen zu benutzen, desto mehr gewinnt er wieder Freude daran und bemüht sich, noch weitere Fortschritte zu machen. Er muss dann dazu angeleitet werden, allmählich diejenigen Arbeitsverrichtungen, welche sein früherer bürgerlicher Beruf erforderte, zu versuchen, dann wird die Lust dazu wiederkehren, und er wird selbst darnach streben, weiter zu kommen und die von früher vertrauten Hantirungen allmählich wieder auszuführen, soweit das möglich ist. Und es ist erstaunlich, wie sehr fleissige eigene Arbeit und Einübung fördern können, wie viel bei gutem Willen und Bemühen noch zu erreichen ist. Ich bin der Ueberzeugung, dass man zahlreichen Verwundeten auf diesem Wege wieder zu einer sie selbst befriedigenden und nutzbringenden Thätigkeit verhelfen kann, und möchte daher der Errichtung solcher Anstalten wärmstens das Wort reden, wo der Verwundete Gelegenheit bekommt, sich wieder in einfachen ländlichen Arbeiten, wie in Handwerken jeglicher Art allmählich einzuüben, so dass er den Gedanken verliert, ein nutzloser Krüppel zu sein, vielmehr den Segen einer regelmässigen Thätigkeit wieder empfindet. Dieses Glück, soweit es möglich ist, den verwundeten Kriegern wieder zu verschaffen, erscheint mir eine überaus wichtige und dankenswerthe Aufgabe.

Und welchen Dank das Vaterland den Männern schuldet, die den Krieg von seinen Grenzen ferngehalten haben, das vermag der am Besten zu schätzen, der die furchtbaren Folgen des Krieges auf den verschiedenen Kriegsschauplätzen gesehen und erlebt hat. Wir nahmen von unserer Thätigkeit an den Verwundeten draussen im Felde den unverlierbaren Eindruck mit, wir haben **Helden** gesehen! Männer im schlichten grauen Feldrock, bedeckt mit dem Schlamm der Schützengräben, dem Staub des Schlachtfeldes, und dem Blute ihrer Wunden; einfache Männer, die sich selbst gar nicht als Helden vorkamen, die ihren schweren Dienst thaten als etwas Selbstverständliches und ihr Leben einsetzten, weil das ihre Pflicht war und weil es befohlen war, und endlich weil jeden Einzelnen der Gedanke beherrschte, für das Vaterland einzustehen mit allen Kräften. — Möge die Erinnerung an ihre **Thaten** und **Leiden** einen Segen für viele kommende Generationen bilden.

MIX
Papier aus verantwortungsvollen Quellen
Paper from responsible sources
FSC® C105338

If you have any concerns about our products,
you can contact us on
ProductSafety@springernature.com

In case Publisher is established outside the EU,
the EU authorized representative is:
**Springer Nature Customer Service Center GmbH
Europaplatz 3, 69115 Heidelberg, Germany**

Printed by Libri Plureos GmbH
in Hamburg, Germany